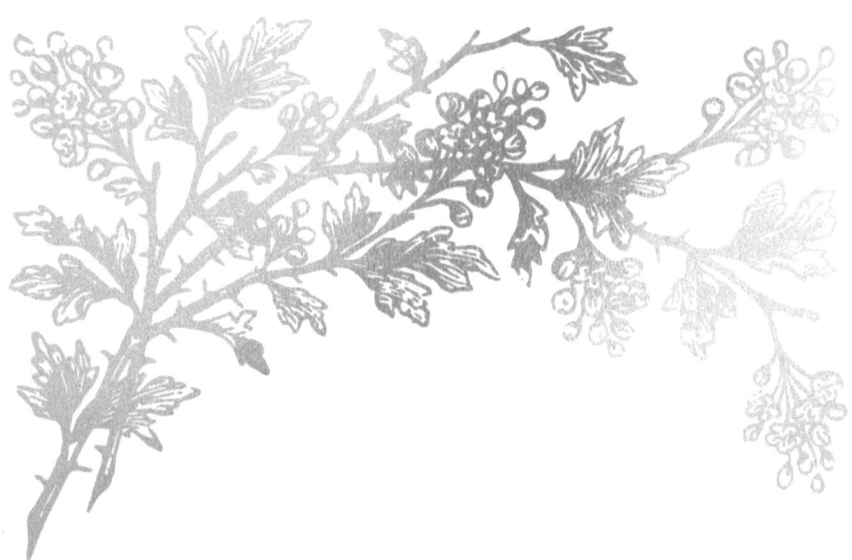

Ce carnet
appartient
à :

" Lorsque

nous faisons une chose pour la première fois, cela intéresse le moi ;

lorsque nous répétons cette même chose des dizaines de fois,

cela l'ennuie ;

si nous la refaisons des milliers de fois, cela le transforme."

Alfonso Caycédo

" La Présence au corps, dévoile les sentiments positifs de Joie
et d'Amour, Amour de soi,
Amour en la Vie, Joie pétillante, Joie ressourçante.
Portant l'attention sur chaque petits instants positifs tout au
long de la journée ,
le chemin du Bonheur est jalonné de nos sourires."

Lumineuse journée à toi.

Magali Ducret

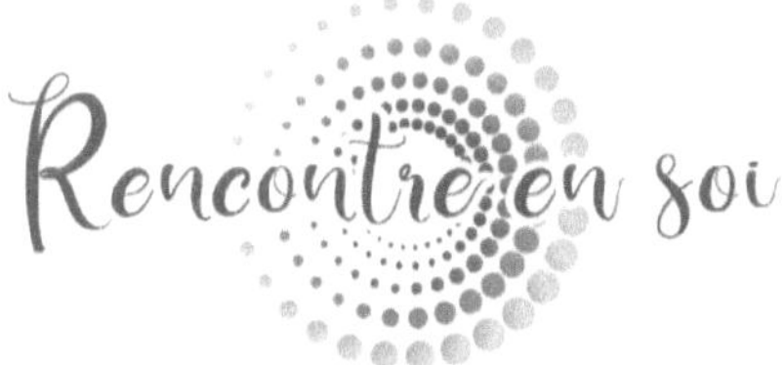

Choisir la Sophrologie

La Sophrologie aide chacun à développer une conscience sereine au moyen d'un entraînement personnel basé sur des techniques de relaxation et d'activation du corps et de l'esprit.
Elle se fonde sur l'observation et l'étude de la conscience, de la perception corporelle et de la relation corps-esprit, ainsi que leur influence sur le mode de vie.

BIENFAITS DE LA PHÉNODESCRIPTION

Décrire et écrire les vécus de chaque séance
est ce que l'on appelle en sophrologie :
"la phénodescription ".

Cette retranscription permet de révéler votre
transformation et de constater ce qui se révèle
autrement à nous .

Ces phénodescriptions sont personnelles ,
elles sont comme une photo de notre monde
intérieur .

Ce carnet vous permet de constater vos évolutions.

JE ME PREPARE
A
MA SEANCE
QUOTIDIENNE

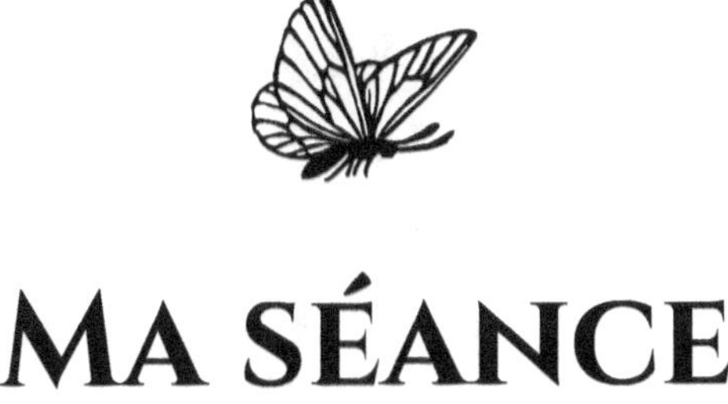

MA SÉANCE

JE RÉALISE MA SOPHRONISATION DE BASE

JE DEPLACE LE NEGATIF

J' ACTIVE MON ENERGIE VITALE

JE REMOBILISE MES 3 CAPACITES
ESSENTIELLES

JE REALISE MA DESOPHRONISATION

JE NOTE MES PHENODESCRIPTIONS

MA SÉANCE

JE RÉALISE MA SOPHRONISATION DE BASE

JE DEPLACE LE NEGATIF

J' ACTIVE MON ENERGIE VITALE

JE REMOBILISE MES 3 CAPACITES
ESSENTIELLES

JE REALISE MA DESOPHRONISATION

JE NOTE MES PHENODESCRIPTIONS

AUJOURD'HUI

MES SENSATIONS

MES SOUVENIRS

MES PENSEES

MES IMAGES

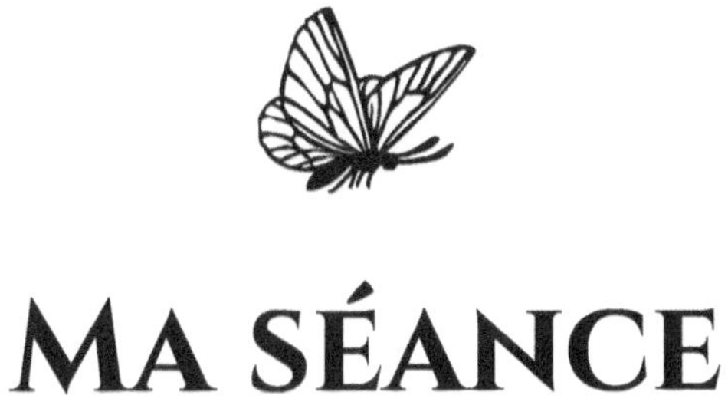

MA SÉANCE

JE RÉALISE MA SOPHRONISATION DE BASE

JE DEPLACE LE NEGATIF

J' ACTIVE MON ENERGIE VITALE

JE REMOBILISE MES 3 CAPACITES
ESSENTIELLES

JE REALISE MA DESOPHRONISATION

JE NOTE MES PHENODESCRIPTIONS

AUJOURD'HUI

MES SENSATIONS

MES SOUVENIRS

MES PENSEES

MES IMAGES

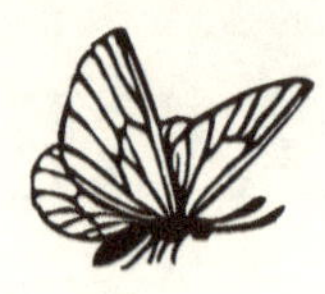

MA SÉANCE

JE RÉALISE MA SOPHRONISATION DE BASE

JE DEPLACE LE NEGATIF

J' ACTIVE MON ENERGIE VITALE

JE REMOBILISE MES 3 CAPACITES
ESSENTIELLES

JE REALISE MA DESOPHRONISATION

JE NOTE MES PHENODESCRIPTIONS

AUJOURD'HUI

MES SENSATIONS

MES SOUVENIRS

MES PENSEES

MES IMAGES

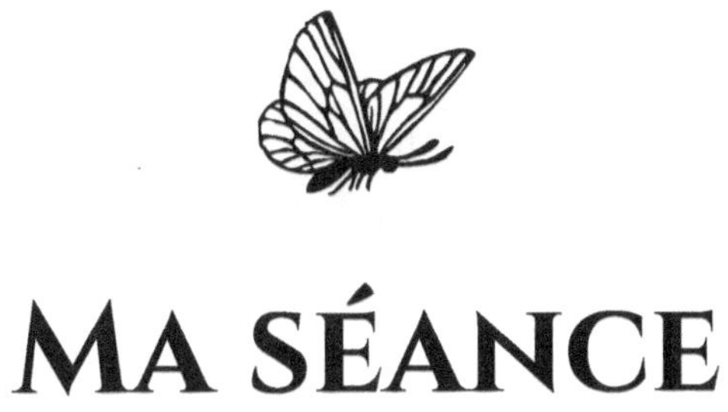

MA SÉANCE

JE RÉALISE MA SOPHRONISATION DE BASE

JE DEPLACE LE NEGATIF

J' ACTIVE MON ENERGIE VITALE

JE REMOBILISE MES 3 CAPACITES
ESSENTIELLES

JE REALISE MA DESOPHRONISATION

JE NOTE MES PHENODESCRIPTIONS

AUJOURD'HUI

MES SENSATIONS

MES SOUVENIRS

MES PENSEES

MES IMAGES

MA SÉANCE

JE RÉALISE MA SOPHRONISATION DE BASE

JE DEPLACE LE NEGATIF

J' ACTIVE MON ENERGIE VITALE

JE REMOBILISE MES 3 CAPACITES
ESSENTIELLES

JE REALISE MA DESOPHRONISATION

JE NOTE MES PHENODESCRIPTIONS

AUJOURD'HUI

MES SENSATIONS

MES SOUVENIRS

MES PENSEES

MES IMAGES

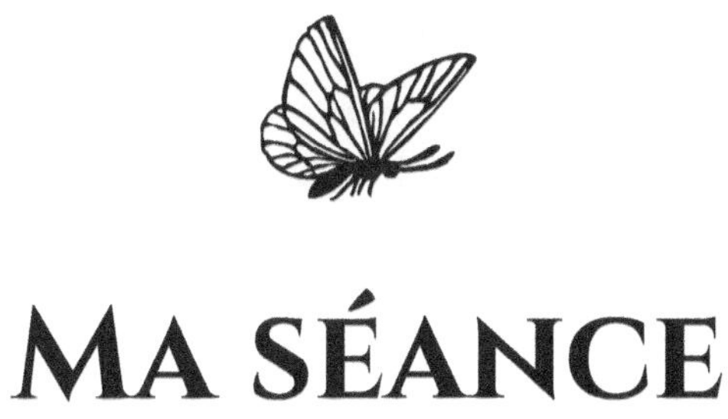

MA SÉANCE

JE RÉALISE MA SOPHRONISATION DE BASE

JE DEPLACE LE NEGATIF

J' ACTIVE MON ENERGIE VITALE

JE REMOBILISE MES 3 CAPACITES
ESSENTIELLES

JE REALISE MA DESOPHRONISATION

JE NOTE MES PHENODESCRIPTIONS

AUJOURD'HUI

MES SENSATIONS

MES SOUVENIRS

MES PENSEES

MES IMAGES

MA SÉANCE

JE RÉALISE MA SOPHRONISATION DE BASE

JE DEPLACE LE NEGATIF

J' ACTIVE MON ENERGIE VITALE

JE REMOBILISE MES 3 CAPACITES
ESSENTIELLES

JE REALISE MA DESOPHRONISATION

JE NOTE MES PHENODESCRIPTIONS

AUJOURD'HUI

MES SENSATIONS

MES SOUVENIRS

MES PENSEES

MES IMAGES

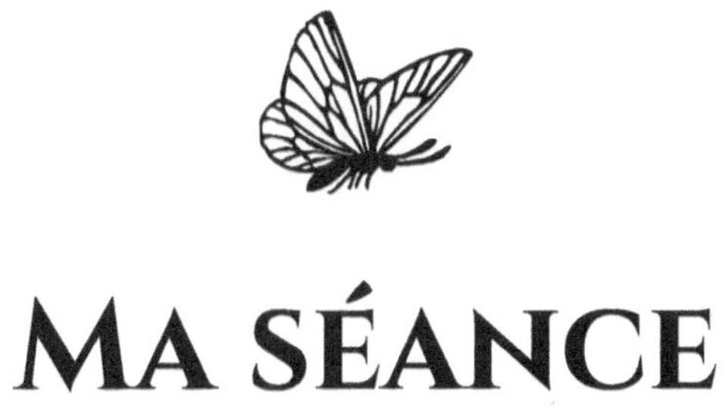

MA SÉANCE

JE RÉALISE MA SOPHRONISATION DE BASE

JE DEPLACE LE NEGATIF

J' ACTIVE MON ENERGIE VITALE

JE REMOBILISE MES 3 CAPACITES
ESSENTIELLES

JE REALISE MA DESOPHRONISATION

JE NOTE MES PHENODESCRIPTIONS

AUJOURD'HUI

MES SENSATIONS

MES SOUVENIRS

MES PENSEES

MES IMAGES

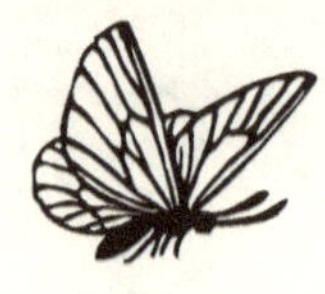

MA SÉANCE

JE RÉALISE MA SOPHRONISATION DE BASE

JE DEPLACE LE NEGATIF

J' ACTIVE MON ENERGIE VITALE

JE REMOBILISE MES 3 CAPACITES ESSENTIELLES

JE REALISE MA DESOPHRONISATION

JE NOTE MES PHENODESCRIPTIONS

AUJOURD'HUI

MES SENSATIONS

MES SOUVENIRS

MES PENSEES

MES IMAGES

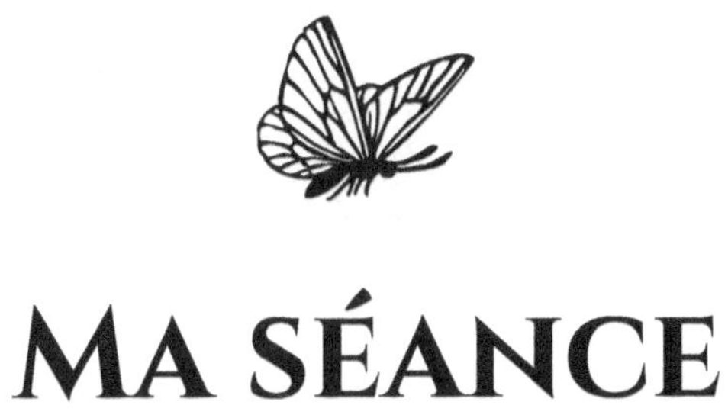

MA SÉANCE

JE RÉALISE MA SOPHRONISATION DE BASE

JE DEPLACE LE NEGATIF

J' ACTIVE MON ENERGIE VITALE

JE REMOBILISE MES 3 CAPACITES
ESSENTIELLES

JE REALISE MA DESOPHRONISATION

JE NOTE MES PHENODESCRIPTIONS

AUJOURD'HUI

MES SENSATIONS

MES SOUVENIRS

MES PENSÉES

MES IMAGES

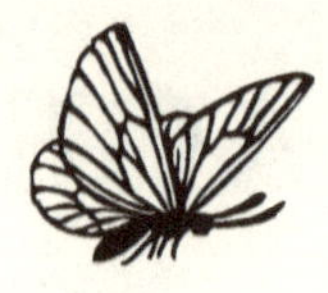

MA SÉANCE

Je réalise ma sophronisation de base

Je deplace le negatif

J' active mon energie vitale

Je remobilise mes 3 capacites essentielles

Je realise ma desophronisation

Je note mes phenodescriptions

AUJOURD'HUI

MES SENSATIONS

MES SOUVENIRS

MES PENSEES

MES IMAGES

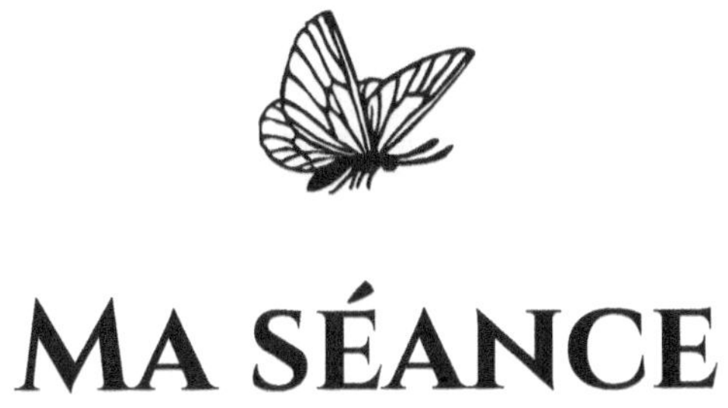

MA SÉANCE

JE RÉALISE MA SOPHRONISATION DE BASE

JE DEPLACE LE NEGATIF

J' ACTIVE MON ENERGIE VITALE

JE REMOBILISE MES 3 CAPACITES
ESSENTIELLES

JE REALISE MA DESOPHRONISATION

JE NOTE MES PHENODESCRIPTIONS

AUJOURD'HUI

MES SENSATIONS

MES SOUVENIRS

MES PENSEES

MES IMAGES

MA SÉANCE

JE RÉALISE MA SOPHRONISATION DE BASE

JE DEPLACE LE NEGATIF

J' ACTIVE MON ENERGIE VITALE

JE REMOBILISE MES 3 CAPACITES ESSENTIELLES

JE REALISE MA DESOPHRONISATION

JE NOTE MES PHENODESCRIPTIONS

AUJOURD'HUI

MES SENSATIONS

MES SOUVENIRS

MES PENSEES

MES IMAGES

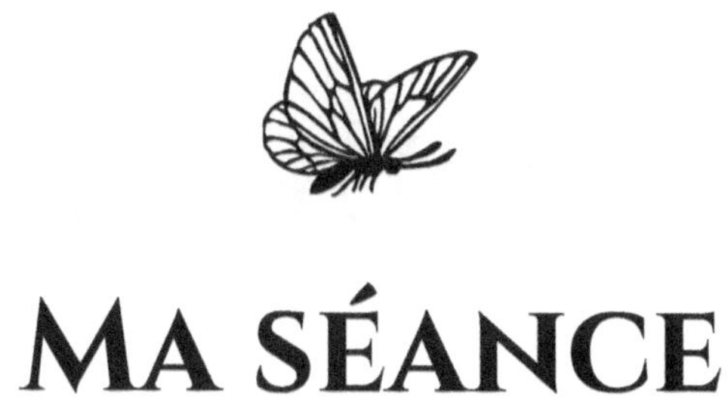

MA SÉANCE

JE RÉALISE MA SOPHRONISATION DE BASE

JE DEPLACE LE NEGATIF

J' ACTIVE MON ENERGIE VITALE

JE REMOBILISE MES 3 CAPACITES
ESSENTIELLES

JE REALISE MA DESOPHRONISATION

JE NOTE MES PHENODESCRIPTIONS

AUJOURD'HUI

MES SENSATIONS

MES SOUVENIRS

MES PENSEES

MES IMAGES

MA SÉANCE

JE RÉALISE MA SOPHRONISATION DE BASE

JE DEPLACE LE NEGATIF

J' ACTIVE MON ENERGIE VITALE

JE REMOBILISE MES 3 CAPACITES ESSENTIELLES

JE REALISE MA DESOPHRONISATION

JE NOTE MES PHENODESCRIPTIONS

AUJOURD'HUI

MES SENSATIONS

MES SOUVENIRS

MES PENSEES

MES IMAGES

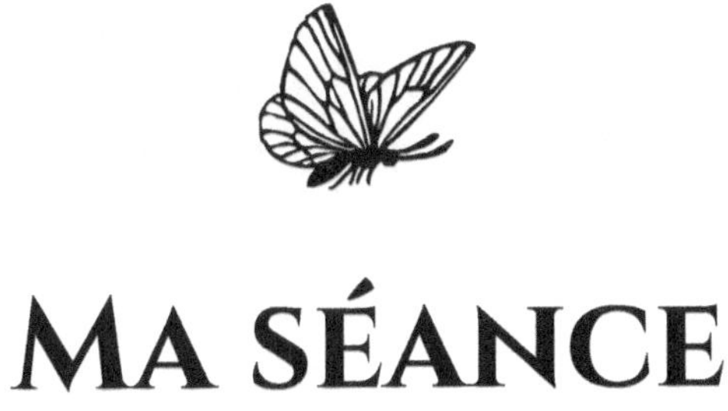

MA SÉANCE

JE RÉALISE MA SOPHRONISATION DE BASE

JE DEPLACE LE NEGATIF

J' ACTIVE MON ENERGIE VITALE

JE REMOBILISE MES 3 CAPACITES
ESSENTIELLES

JE REALISE MA DESOPHRONISATION

JE NOTE MES PHENODESCRIPTIONS

AUJOURD'HUI

MES SENSATIONS

MES SOUVENIRS

MES PENSEES

MES IMAGES

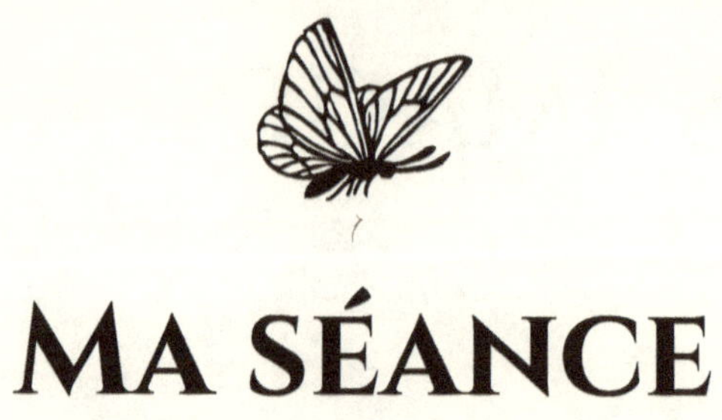

MA SÉANCE

JE RÉALISE MA SOPHRONISATION DE BASE

JE DEPLACE LE NEGATIF

J' ACTIVE MON ENERGIE VITALE

JE REMOBILISE MES 3 CAPACITES
ESSENTIELLES

JE REALISE MA DESOPHRONISATION

JE NOTE MES PHENODESCRIPTIONS

AUJOURD'HUI

MES SENSATIONS

MES SOUVENIRS

MES PENSEES

MES IMAGES

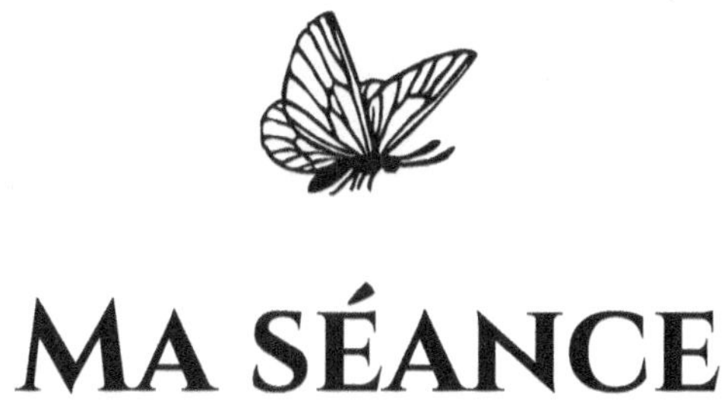

MA SÉANCE

JE RÉALISE MA SOPHRONISATION DE BASE

JE DEPLACE LE NEGATIF

J' ACTIVE MON ENERGIE VITALE

JE REMOBILISE MES 3 CAPACITES
ESSENTIELLES

JE REALISE MA DESOPHRONISATION

JE NOTE MES PHENODESCRIPTIONS

AUJOURD'HUI

MES SENSATIONS

MES SOUVENIRS

MES PENSEES

MES IMAGES

MA SÉANCE

JE RÉALISE MA SOPHRONISATION DE BASE

JE DEPLACE LE NEGATIF

J' ACTIVE MON ENERGIE VITALE

JE REMOBILISE MES 3 CAPACITES
ESSENTIELLES

JE REALISE MA DESOPHRONISATION

JE NOTE MES PHENODESCRIPTIONS

AUJOURD'HUI

MES SENSATIONS

MES SOUVENIRS

MES PENSEES

MES IMAGES

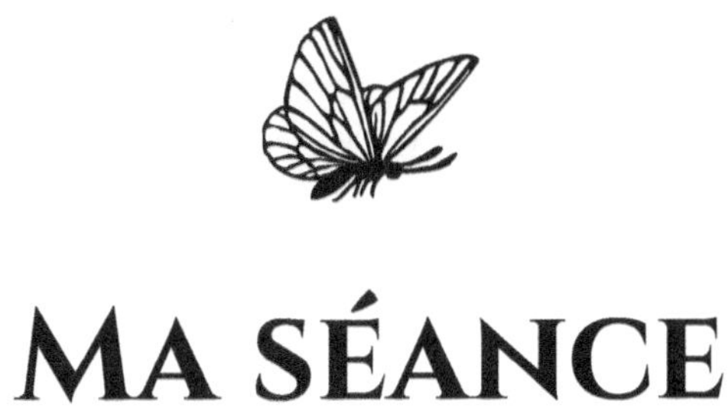

MA SÉANCE

JE RÉALISE MA SOPHRONISATION DE BASE

JE DEPLACE LE NEGATIF

J' ACTIVE MON ENERGIE VITALE

JE REMOBILISE MES 3 CAPACITES
ESSENTIELLES

JE REALISE MA DESOPHRONISATION

JE NOTE MES PHENODESCRIPTIONS

AUJOURD'HUI

MES SENSATIONS

MES SOUVENIRS

MES PENSEES

MES IMAGES

MA SÉANCE

JE RÉALISE MA SOPHRONISATION DE BASE

JE DEPLACE LE NEGATIF

J' ACTIVE MON ENERGIE VITALE

JE REMOBILISE MES 3 CAPACITES ESSENTIELLES

JE REALISE MA DESOPHRONISATION

JE NOTE MES PHENODESCRIPTIONS

AUJOURD'HUI

MES SENSATIONS

MES SOUVENIRS

MES PENSEES

MES IMAGES

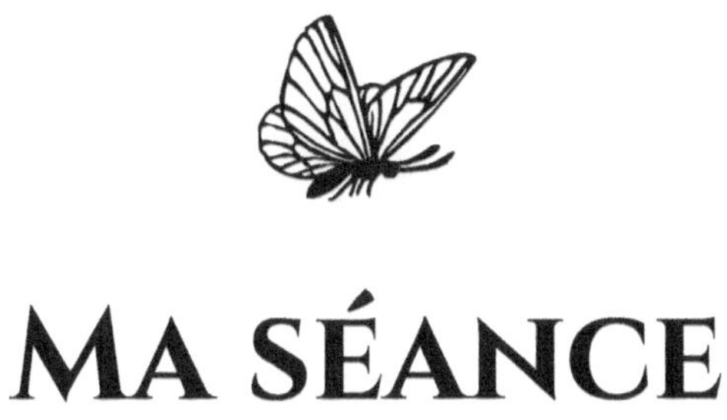

MA SÉANCE

Je réalise ma sophronisation de base

Je deplace le negatif

J' active mon energie vitale

Je remobilise mes 3 capacites essentielles

Je realise ma desophronisation

Je note mes phenodescriptions

AUJOURD'HUI

MES SENSATIONS

MES SOUVENIRS

MES PENSEES

MES IMAGES

MA SÉANCE

JE RÉALISE MA SOPHRONISATION DE BASE

JE DEPLACE LE NEGATIF

J' ACTIVE MON ENERGIE VITALE

JE REMOBILISE MES 3 CAPACITES
ESSENTIELLES

JE REALISE MA DESOPHRONISATION

JE NOTE MES PHENODESCRIPTIONS

AUJOURD'HUI

MES SENSATIONS

MES SOUVENIRS

MES PENSEES

MES IMAGES

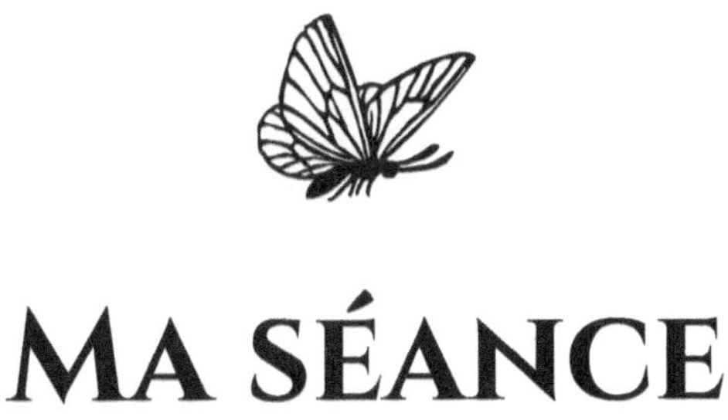

MA SÉANCE

JE RÉALISE MA SOPHRONISATION DE BASE

JE DEPLACE LE NEGATIF

J' ACTIVE MON ENERGIE VITALE

JE REMOBILISE MES 3 CAPACITES
ESSENTIELLES

JE REALISE MA DESOPHRONISATION

JE NOTE MES PHENODESCRIPTIONS

AUJOURD'HUI

MES SENSATIONS

MES SOUVENIRS

MES PENSEES

MES IMAGES

MA SÉANCE

JE RÉALISE MA SOPHRONISATION DE BASE

JE DEPLACE LE NEGATIF

J' ACTIVE MON ENERGIE VITALE

JE REMOBILISE MES 3 CAPACITES ESSENTIELLES

JE REALISE MA DESOPHRONISATION

JE NOTE MES PHENODESCRIPTIONS

AUJOURD'HUI

MES SENSATIONS

MES SOUVENIRS

MES PENSEES

MES IMAGES

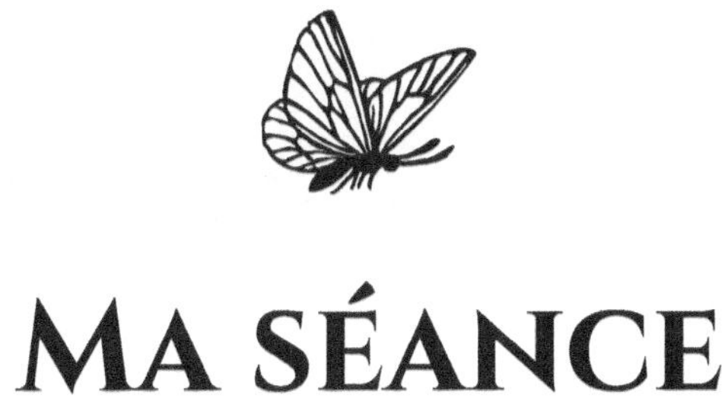

MA SÉANCE

JE RÉALISE MA SOPHRONISATION DE BASE

JE DEPLACE LE NEGATIF

J' ACTIVE MON ENERGIE VITALE

JE REMOBILISE MES 3 CAPACITES
ESSENTIELLES

JE REALISE MA DESOPHRONISATION

JE NOTE MES PHENODESCRIPTIONS

AUJOURD'HUI

MES SENSATIONS

MES SOUVENIRS

MES PENSEES

MES IMAGES

MA SÉANCE

JE RÉALISE MA SOPHRONISATION DE BASE

JE DEPLACE LE NEGATIF

J' ACTIVE MON ENERGIE VITALE

JE REMOBILISE MES 3 CAPACITES ESSENTIELLES

JE REALISE MA DESOPHRONISATION

JE NOTE MES PHENODESCRIPTIONS

AUJOURD'HUI

MES SENSATIONS

MES SOUVENIRS

MES PENSEES

MES IMAGES

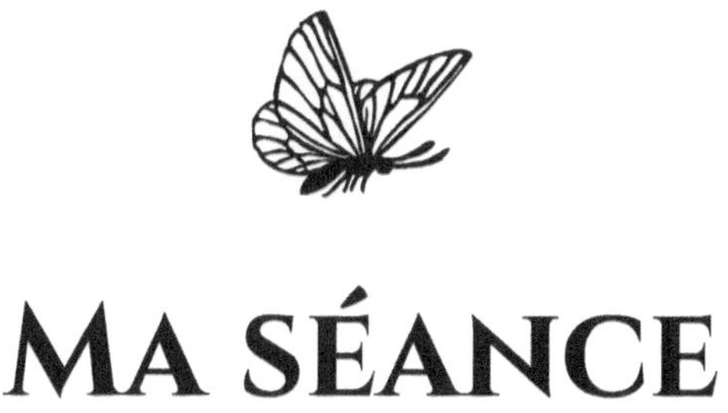

MA SÉANCE

JE RÉALISE MA SOPHRONISATION DE BASE

JE DEPLACE LE NEGATIF

J' ACTIVE MON ENERGIE VITALE

JE REMOBILISE MES 3 CAPACITES ESSENTIELLES

JE REALISE MA DESOPHRONISATION

JE NOTE MES PHENODESCRIPTIONS

AUJOURD'HUI

MES SENSATIONS

MES SOUVENIRS

MES PENSEES

MES IMAGES

MA SÉANCE

JE RÉALISE MA SOPHRONISATION DE BASE

JE DEPLACE LE NEGATIF

J' ACTIVE MON ENERGIE VITALE

JE REMOBILISE MES 3 CAPACITES ESSENTIELLES

JE REALISE MA DESOPHRONISATION

JE NOTE MES PHENODESCRIPTIONS

AUJOURD'HUI

MES SENSATIONS

MES SOUVENIRS

MES PENSEES

MES IMAGES

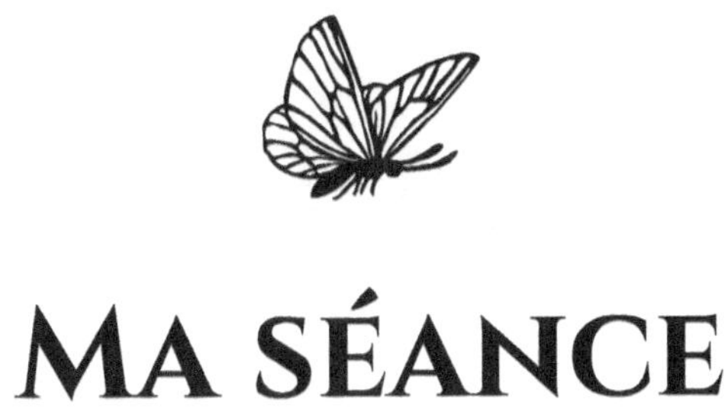

MA SÉANCE

JE RÉALISE MA SOPHRONISATION DE BASE

JE DEPLACE LE NEGATIF

J' ACTIVE MON ENERGIE VITALE

JE REMOBILISE MES 3 CAPACITES
ESSENTIELLES

JE REALISE MA DESOPHRONISATION

JE NOTE MES PHENODESCRIPTIONS

AUJOURD'HUI

MES SENSATIONS

MES SOUVENIRS

MES PENSEES

MES IMAGES

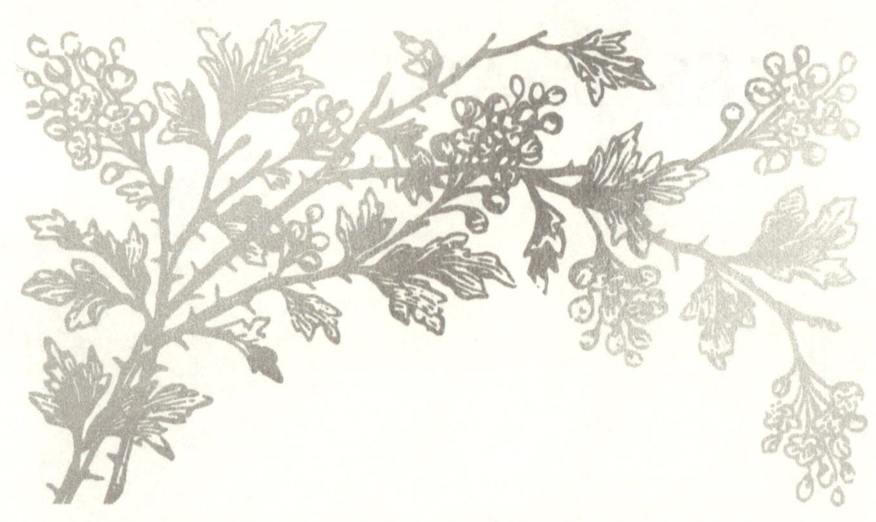

<h1 align="center">Pour aller plus loin…</h1>

Mon site : https://rencontrensoi.com/